AF401612

Dr L. BILLON

de Marseille

La Piésithérapie

PULMONAIRE

(pneumothorax artificiel chirurgical)

DANS LA

TUBERCULOSE PULMONAIRE

AVIGNON

IMPRIMERIE AUBANEL FRÈRES, LIBRAIRES-ÉDITEURS

1913

Dr L. BILLON

de Marseille

La Piésithérapie

PULMONAIRE

(pneumothorax artificiel chirurgical)

DANS LA

TUBERCULOSE PULMONAIRE

AVIGNON

IMPRIMERIE AUBANEL FRÈRES, LIBRAIRES-ÉDITEURS

1913

LA PIÉSITHÉRAPIE PULMONAIRE

(Pneumothorax artificiel chirurgical)

DANS LA

TUBERCULOSE PULMONAIRE [1]

MESSIEURS,

Veuillez me permettre, avant de commencer à vous parler de la piésithérapie, de vous remercier d'avoir bien voulu me recevoir parmi vous et m'y recevoir avec votre sympathie. Je prie votre président, M. le Dr P. Cassin, d'agréer ma plus vive gratitude pour m'avoir convié à venir devant vous.

Et maintenant, si vous le voulez bien, entrons de suite dans notre sujet.

Et d'abord je vous demande pardon de l'enthousiasme dont je ferai montre au cours de cette conférence. Si, à cause de votre rigueur scientifique, elle peut vous paraître déplacée, ou tout au moins prématurée, pour moi qui manœuvre la piésithérapie depuis une quinzaine de mois, qui ai obtenu grâce à elle des résultats inespérés par toute autre méthode, je ne saurai jamais trop vous prôner pareille thérapeutique. Il est des choses, des méthodes, des procédés qui demandent un juste oubli; il en est d'autres qui doivent se répandre, s'étendre, se développer, car elles sont bonnes, elles sont salutaires, ne dussent-elles même ne sauver qu'un malade sur vingt condamnés à mort... et piésithérapie fait mieux que ça.

Je n'ai pas besoin de vous dire en quoi consiste le *pneumothorax artificiel chirurgical*. Depuis bien longtemps on avait constaté que,

---

1. Conférence faite à la *Société de Médecine de Vaucluse*, et publiée dans son Bulletin mensuel de mai 1913.

chez certains tuberculeux, un pneumothorax accidentel avait déter-
miné la guérison. Forlanini, de Pavie, émit l'idée d'ériger cet accident en procédé thérapeutique et, après dix ans de réflexion, en
1892, il pratiqua volontairement un pneumothorax chez une tuber-
culeuse.

L'idée a fait son chemin depuis; de très nombreux médecins y
ont apporté la contribution de leurs études et de leurs observations.
Actuellement la bibliographie relative aux pneumothorax dépasse
deux cent cinquante fiches.

Le point de départ de la méthode est celui-ci : faire pénétrer dans
le sac pleural une certaine quantité de gaz, de telle sorte que le
poumon malade soit exclu du mouvement respiratoire. Il est immobilisé et, telle une hanche coxalgique, une colonne vertébrale
pottique, cette immobilité permet aux lésions de se cicatriser, aux
bacilles d'être phagocytés, à l'organisme de se désintoxiquer et de
se désinfecter.

Le poumon sain compense, temporairement, le poumon comprimé
dans sa fonction d'hématose.

Tel est le schéma, extrêmement intéressant, simple et accessible
en théorie. Cette logique n'est pas pour peu d'appoint dans la diffu-
sion du procédé. Il s'en faut cependant que ce schéma soit toujours
exact. Parfois le poumon malade ne peut être comprimé à cause
d'adhérences pleurales et de bilatéralité; parfois il éclate des compli-
cations au cours du traitement, etc...

Pour remédier à certaines causes d'insuccès, j'ai pensé modifier
un peu le principe et je me suis fait le défenseur de la *piésithérapie
antiseptique*.

C'est surtout d'elle que je vous parlerai aujourd'hui car, d'une
part, j'en ai beaucoup plus la pratique que du pneumothorax simple
et, en second lieu, j'estime que l'agent antiseptique étend extrêmement le champ d'action du praticien.

Pour n'en citer qu'un exemple, à l'Académie de Médecine,
M. Louis Renon a rapporté avoir examiné 523 tuberculeux en vue
du pneumothorax, 13 seulement lui ont paru justiciables de ce
traitement qui n'a pu être fait que chez 3 d'entre eux. Pour ma
part, actuellement, j'ai soigné à peu près tous les malades qui sont
venus me trouver, car je désirais me faire une opinion personnelle.
Or, sur ces 60 malades, j'ai pu environ 55 fois pénétrer dans la
plèvre et y insuffler de l'azote antiseptisé. La proportion varie donc
dans des proportions considérables. Quant aux accidents infectieux,
les auteurs en accusent environ 50 %; j'en suis encore à compter
mon premier.

L'addition d'un antiseptique au gaz azote injecté peut donc paraître présenter une réelle utilité. Et c'est pourquoi en vous parlant du
pneumothorax, j'aurai surtout en vue le pneumothorax antiseptique.

APPAREIL

Voici l'*appareil* que je me suis construit moi-même, il ressemble assez peu à ceux dont se servent les Allemands. L'appareil de Küss est beaucoup plus compliqué; il est certainement bien moins transportable que celui-ci. Schématiquement, mon appareil se compose de deux ampoules de verres graduées, d'une contenance de 1.000 cent. cubes. Elles sont unies par un tube de caoutchouc. Je remplis l'ampoule *a* de sérum antiseptisé, puis je la mets en communication avec une bombe d'azote qui refoule le sérum de l'ampoule *a* dans l'ampoule *b; a* est donc plein d'azote. Il me suffira de chasser le sérum de *b* en *a* pour pousser, par ce piston hydraulique, l'azote contenu en *a* dans la tubulure qui lui fait suite. Cette tubulure est interrompue sur son chemin par un double barboteur, dans lequel l'azote vient se charger de vapeurs antiseptiques dues à du goménol. En quittant le barboteur, l'azote est propulsé dans la plèvre. C'est fort simple. J'ai ajouté un manomètre qui, sur simple commande d'un robinet, indique la pression intra-pleurale.

L'aiguille dont je me sers presque toujours est une simple aiguille de platine évidée, longue de 5 cent. et demi et d'un calibre de 9 ou 10 dixièmes de millimètres. Son biseau est aussi court que possible. Une série de mandrins est indispensable, car l'aiguille se bouche souvent.

INTERVENTION

L'intervention est fort variable suivant les types cliniques. En voici quelques exemples :

1° *Cas idéal.* — Ponction au niveau de la ligne rétro-axillaire sous la pointe de l'omoplate. A peine mise en communication avec le manomètre, celui-ci oscille en légère pression négative. Injection de 50 cc. d'azote. Le manomètre, à ce moment, accuse une pression négative de plusieurs cent. d'eau. On met dans la plèvre 150 ou 200 cc. d'azote. C'est tout. Le surlendemain nouvelle injection de 3 ou 400 cc. d'azote. Et ainsi de suite jusqu'à ce que le manomètre indique une pression positive maxima de 8 ou 10. A ce moment on espace les séances tous les 8, puis 10, puis 15 jours et plus, de telle sorte que cette pression de 8 ou 10 persiste tout le temps de la cure, c'est-à-dire 16 ou 18 mois.

2° *Cas plus fréquents.* — La pression négative est peu considérable à la première et à la deuxième séance. Il faut pousser un peu car la bulle d'azote est probablement cloisonnée. Donner une pression de 20 cc. d'eau; jamais plus. Le malade accusera dans la nuit suivante des douleurs de déchirures pleurales parfois très vives. Les

adhérences déchirées, la pression devient plus nette. On peut alo s
pousser les injections.

3º *Cas assez fréquents.* — L'aiguille est enfoncée en bonr e
place, le manomètre oscille de + 2 à — 2. Dans ces cas on peat
injecter 200 cc., presque toujours la pression après l'injection sera
la même qu'avant. Aux séances suivantes, il sera possible et très
utile de faire des insufflations aussi abondantes que le permettra le
récipient, c'est-à-dire 800, 1000 cc. C'est que la plèvre résorbe
l'azote immédiatement; c'est un véritable tonneau des Danaïdes.
Aucune compression sera possible. Mais l'antisepsie du gaz fera un
lavage pulmonaire très intéressant. Les signes stéthoscopiques se
modifieront d'une façon extrêmement curieuse.

4º *Cas rares.* — Il est impossible de trouver le plan de clivage
pleural. Après trois essais par séance, au maximum, il faut s'arrêter;
la plèvre pourrait réagir. Tenter deux ou trois séances, puis renon-
cer à ce moyen de traitement.

SUITES ET ACCIDENTS

Messieurs, les suites de l'intervention sont habituellement béni-
gnes. Les premières séances entraînent parfois des ruptures
d'adhérences pleurales et, par conséquent, des douleurs intercostales
vives. Un cachet d'antipyrine, à la rigueur une piqûre calmante, e n
vient facilement à bout.

Parfois il y a un peu de dyspnée; c'est que le poumon opposé
n'a pas encore été habitué à compenser son congénère. Patienter
quelques heures, et parfois quelques jours. Tout s'arrange dans la
plupart des cas oxygène ou ozone.

Il faut se souvenir qu'un malade comprimé est un individu affai-
bli, hypothéqué au point de vue vitalité. Il a une demi-vie; en cela
il ressemble à l'enfant qui a de l'hypertrophie amygdalienne; leur
respiration à tous deux est diminuée très notablement. D'où aéra-
tion aussi complète que possible, gymnastique progressive, respiratoire dès le troisième mois de la compensation, etc...

Comme ACCIDENT, avec une technique prudente qui consiste à se
servir d'une aiguille assez fine et à n'insuffler que lorsqu'on se
trouve réellement dans la plèvre, ce qu'on voit en suivant le manomètre, on ne peut guère signaler que l'éclampsie pleurale due à ur
réflexe insoupçonnable, qu'on ne peut prévoir. C'est là un acciden.

très rare, auquel on remédiera par une injection de morphine, d'éther et d'ergotine.

Les autres accidents sont évitables grâce à de la prudence et aussi à l'antisepsie du gaz. Il faut se souvenir qu'il s'agit d'une intervention sur la plèvre et que cette séreuse demande de grands ménagements et une parfaite propreté.

PROCESSUS DE GUÉRISON

Comment agit le pneumothorax antiseptique? De deux manières : par compression du poumon et par antiseptisation des lésions.

1° *La compression du poumon* qu'on peut parfaitement suivre à la radioscopie n'est pas toujours totale, souvent elle n'est que partielle. Elle vide les cavernes et les cavernules de leurs produits de sécrétion et de suppuration, permettant ainsi la chute de la fièvre et le tarissement de l'expectoration ; elle en accole leurs parois ulcérées, permettant ainsi leur cicatrisation ; elle immobilise le poumon, favorisant ainsi la mort des bacilles ; elle diminue la circulation sanguine et lymphatique et par là réduit et même annihile l'intoxication de l'organisme.

Dans les cas d'adhérences charnues la compression ne peut être que partielle ; ces phénomènes précédents ne se passent pas aussi complètement, ils sont en rapport avec le degré de compression obtenu.

2° *L'antiseptisation des lésions* se fait par les vapeurs du goménol qui, injectées dans la plèvre, avec le gaz azote, pénètrent le parenchyme pulmonaire, qu'elles enveloppent presque de toutes parts comme un fruit sec qu'on plongerait dans un verre d'eau. Le goménol étant un agent antiseptique merveilleux contre le bacille de Koch, il réalise pour le mieux ce rôle épurateur ; de plus il n'est ni caustique, ni toxique pour la plèvre, séreuse très sensible.

INDICATIONS

Pour toute affection, l'action chirurgicale, c'est-à-dire la main portée sur l'œuvre de la nature, la brutalisation des forces de la vie, ne doit entrer en jeu que lorsqu'il est prouvé par l'expérience ou par les expériences ou essais, que la thérapeutique médicale ne peut guérir aussi bien ni aussi rapidement.

Vous viendrait-il à l'idée de faire ingérer des médicaments, poudres ou sirops pour guérir un kyste hydatique quelconque ou même un kyste sébacé? Je ne le crois pas, parce que les essais et les expériences faits par nos anciens ont servi de base à notre expérience. Notre siège est actuellement établi, le kyste appelle l'action chirurgicale ; il en est de même du cancer, des tumeurs solides.. Pourquoi ne pas se faire à la pensée qu'un jour ou l'autre telle affection exclusivement médicale, ou du moins reconnue telle aujourd'hui, mais que la médecine ne peut que rarement guérir pourquoi ne pas croire que nos essais malheureux ne serviront pas de base à l'expérience des jeunes et que cette affection guérira par un procédé chirurgical ?

Or, il est un fait, malheureusement trop connu de vous tous. c'est que la tuberculose pulmonaire, dans la plupart de ses formes. chez la plupart des gens qui en sont atteints, tue, et cela malgré l'emploi de tout ce que nous avons pu médicalement expérimenter.

En présence de cette déroute thérapeutique, il est logique d'avoir recours à une pratique plus complète, plus utile, plus efficace, la chirurgie.

La piésithérapie comporte les risques de toute opération ordinaire. rien de plus. L'éclampsie pleurale est à peu près la seule complication à craindre. Elle peut tuer, mais elle n'est pas plus fréquente que la syncope chloroformique du début d'une anesthésie. Pas plus l'une que l'autre ne peuvent être prévues ; il s'agit d'idiosyncrasie. Il y a donc à peu près égalité de risques et de chances entre ces diverses opérations. Vous n'hésitez pas à donner du chloroforme à un malade ; vous ne devez pas hésiter davantage à faire une piésithérapie. Pour ces deux opérations un simple apprentissage suffit avec la prudence et les précautions que prend toujours un médecin avisé.

Ceci étant établi, à savoir : d'une part l'impuissance médicamenteuse et d'autre part la peur de risque opératoire, on peut en conclure l'indication générale de la piésithérapie du poumon dans la tuberculose pulmonaire. On appliquera cette méthode toutes les fois que la thérapeutique médicale sera ou simplement paraîtra insuffisante et, pour établir cela, vous vous baserez sur vos expériences personnelles et sur l'expérience des autres.

Quels sont en définitive ces cas ?

La *phtisie aiguë* pulmonaire montre des lésions assez bien localisées. Sa marche fatale plus ou moins galopante ne permet pas de différer un traitement même violent. La thérapeutique médicale, vous le savez, vous avez pu vous en persuader, ne peut rien contre pareil envahissement. Le malade sera donc traité chirurgicalement. C'est même dans ces cas que j'ai personnellement eu mes plus beaux succès. En voici un exemple :

Jeune fille, 17 ans, habitant Seillons, vue par nos confrères Sivan, de Saint-Maximin ; François, médecin des hôpitaux de Marseille ; Niel, etc... Diagnostic : phtisie galopante. Pronostic fatal. Je l'entreprends au début d'octobre. Le pneumothorax est complet après six injections d'azote goménolé. L'affection est enrayée. La température tombe à 38°; le pouls se raffermit; l'état général se désintoxique; l'appétit revient; la toux diminue. Aujourd'hui, non seulement elle vit, mais elle se lève, va, vient, mène une vie assez active. Elle a repris un teint satisfaisant. Ses lésions laryngées se cicatrisent spontanément. Elle revit. Son poumon toujours comprimé reçoit une insufflation compensative toutes les trois semaines environ.

Je me suis permis de citer ce cas, car un de vos confrères avignonnais, ami du Dr François, m'a fait l'honneur de venir la voir. J'aurais pu vous citer des exemples plus anciens et tout aussi merveilleux.

Les cas de *tuberculose subaiguë*, plus fréquents que la phtisie galopante, ne relève guère plus de la pharmacopée que cette dernière. La piésithérapie obtient dans cette forme de réels succès.

Permettez-moi de vous présenter cette radiographie. C'est celle d'une jeune fille de 28 ans, fille d'un de nos confrères pharmaciens de Marseille. Elle fut examinée par plusieurs docteurs et notamment par M. le professeur Arnaud, de Marseille, qui porta un pronostic fatal à brève échéance; il y avait déjà de grosses cavernes. Je la comprimai assez aisément en avril dernier. Après la septième insufflation j'obtiens cette image. Voyez l'état du poumon, les quelques adhérences au dôme pleural... Bref, la malade vit encore, elle dirige le ménage de son père. Elle tousse un peu, crache de temps à autre. Toutes les trois ou quatre semaines je compense les pertes par une injection de 4 à 600 cc. d'azote goménolé.

Cette malade, type de plusieurs autres, a été présentée au Comité médical des Bouches-du-Rhône, il y a quelques semaines.

La *tuberculose à marche chronique* est également justiciable de la piésithérapie, surtout avant l'âge de 40 ans. Je dois dire que grâce à une hygiène bien réglée, grâce à la reminéralisation et à des modifications symptomatiques, on peut prolonger presque indéfiniment cet état. Dans cette forme il y a souvent des adhérences très épaisses, dues à des phénomènes lents de pleurite et à des anciennes pleurésies; ce sont là des faits qui rendent la compression totale du poumon impossible.

La *pneumonie caséuse* est très souvent accompagnée de symphyse pleurale résistante. Néanmoins, on doit intervenir, car on peut obtenir des résultats analogues à celui-ci et, par elle-même, cette forme tue.

En février dernier, M. le professeur Oddo me confia un malade indigent, en me disant : diagnostic pneumonie caséuse, pronostic fatal en trois semaines environ. J'entrepris cette cure. Je ne pus décoller les adhérences formées mais, à l'aide d'insufflations antiseptiques répétées tous les jours et ensuite tous les deux jours, j'arrivai à remettre le malade sur pied. En mai, il sortait; en juin il reprit son travail, peinant une semaine de jour, une semaine de nuit, en pleins courants d'air, dans une raffinerie. Depuis je l ai revu; il n'a pas eu un seul jour de malaise. Il a engraissé de 14 kil. environ. J'ai eu l'honneur de le montrer il y a quelques jours au Comité médical.

Les *hémoptysies tuberculeuses* ressortissent merveilleusement de la compression. Les vaisseaux sanguins, sous l'influence de la piésithérapie, s'écrasent; il se fait une angiotrybsie rapide; l'hémoptysie cesse.

Telles sont les indications suivant l'évolution. Voyons ensemble, si vous le voulez bien, les indications tirées de la période de la maladie. Je les ai publiées dans la *Gazette des Hôpitaux* de septembre 1912.

Première période. — Attend-on qu'un membre atteint de tumeur blanche présente des lésions foncières ou abcédaires pour le mettre au repos? Pourquoi donc attendre que le poumon soit creusé de cavités pour le comprimer? Sans doute on va dire que bien des tuberculeux atteints à la première période survivent et guérissent seuls ou simplement avec des médications internes. C'est vrai! Mais est-on jamais sûr que les lésions n'augmenteront pas et peut-on répondre du lendemain. Bien des appendicites guérissent seules, et pourtant il en est beaucoup qui tuent. Et la tuberculose est une maladie bien meurtrière! En tout cas il convient de s'armer. Si on sent que les symptômes se précipitent, que les hémoptysies augmentent de fréquence, qu'il y a de la fièvre, etc., je crois qu'il n'est pas bon d'attendre et qu'il faut faire de la piésithérapie. La durée de la compression sera moins longue que s'il s'agissait de cavernes à effondrer et à cicatriser.

Deuxième période. — A ce moment la compression donne de très heureux résultats. Le plus habituellement les lésions sont unilatérales; souvent il n'y a pas encore d'adhérences solides. Par la piésithérapie les crachats diminuent, la fonte pulmonaire s'arrête, la température revient à la normale. Le poumon immobilisé se cicatrise tandis que l'autre poumon assure la suppléance respiratoire. C'est la période de choix pour ce traitement, car le moment où l'on pouvait espérer en la médication interne est passé. Aucune thérapeutique n'est comparable à la piésithérapie.

Troisième période. — La période des cavernes est celle qui a le plus souvent été traitée par la compression. Les médicaments à ce degré ne peuvent absolument rien. La piésithérapie est la seule planche de salut. Il faut de toute évidence s'en servir toutes les fois que ce sera possible. Malheureusement un tel retard est préjudiciable. A ce moment, en effet, il y a très souvent des lésions bilatérales manifestes et aussi des adhérences pleurales très tenaces. Ces deux circonstances créent des impossibilités regrettables. Mais il faut, dans certains cas, savoir tenter tout de même le traitement, car, d'une part, il peut se faire que le poumon le moins atteint atteste des bruits plus propagés que réels qui vont disparaître avec la compression du poumon malade; et, d'autre part, on ne peut savoir si les adhérences ne céderont pas devant une thérapeutique prudente et persévérante.

L'âge des malades est un facteur important d'indications. J'ai remarqué que, passé trente-cinq ou quarante ans maximum, la piésithérapie est mal supportée. Chez l'enfant, les insufflations n'amènent que fort peu de dyspnée qui d'ailleurs disparaît bientôt. Il faudra éviter les jeux violents et surtout les accidents de chaud et froid, rhumes, etc.

CONTRE-INDICATIONS

Les indications sont donc très étendues, à mon sens, beaucoup plus étendues que ne le disent la plupart des auteurs. Et pourtant je me base sur soixante cas environ. Mais il ne faut pas oublier que le Pneumothorax est une opération, et qu'en tant qu'opération il faut que le malade puisse être en état de la supporter, d'autant plus que c'est une intervention de longue durée. Donc, la cachexie, le diabète, l'alcoolisme, l'albuminurie, les lésions organiques graves (rein, foie, intestin, larynx, etc.), créent une *contre-indication générale* pour ainsi dire absolue.

Il faut qu'un malade soit dans une situation où il puisse, pendant plusieurs mois, ne vivre qu'une vie ralentie, une demi-vie, quelque chose d'analogue à celle que mènent les adénoïdiens et les enfants atteints de grande hypertrophie amygdalienne, ainsi que je l'ai dit il y a un moment.

Il y a quelques contre-indications particulières extrêmement importantes.

1° *Adhérences pleurales.* — C'est la plus fréquente, car elle peut empêcher complètement toute compression — cela m'est arrivé dans plusieurs cas — et même donner lieu à des accidents sérieux, parfois mortels, par embolie gazeuse, accidents presque toujours évitables.

A la nécropsie on trouve deux variétés d'adhérences, les unes sont aérées, facilement décollables avec le bord de la main, les autres sont épaisses, charnues et ne se séparent qu'en se déchirant, entraînant le plus souvent avec elles un lambeau de parenchyme pulmonaire.

On ne peut prévoir celles auxquelles on aura affaire. La radioscopie ne permet pas de discerner les adhérences, elle se contente d'en autoriser le soupçon lorsque le côté est opaque aux rayons X. L'auscultation ne renseigne pas. L'essai seul de piésithérapie peut les faire diagnostiquer. Quant à leur nature elle ne sera connue qu'après quelques séances, deux ou trois ordinairement.

Les *adhérences aérées* cèdent à l'insufflation. Leur rupture se fait sous la pression du gaz intrapleural ; elle est accompagnée d'assez vives douleurs, car la plèvre est une séreuse très sensible. Ces ruptures peuvent se faire brusquement ou lentement : en général les adhérences des deux tiers inférieures se décollent les premières, celles du dôme pleural sont parfois tenaces. Il arrive qu'au lieu de se rompre les adhérences s'étirent, s'allongent, unissant le poumon déjà un .peu comprimé à la plèvre pariétale.

Ces divers phénomènes sont perçus par la radioscopie et aussi par la clinique. En voici un exemple : Jeune fille, 19 ans, troisième période. J'injecte en une première ponction 200 cc. d'azote à la pression maxima de 20 cm. d'eau. Le lendemain, après de vives douleurs nocturnes, nouvelle ponction : la pression est d'emblée à 19 ; j'insuffle quelques centimètres cubes de gaz. Le surlendemain, après une nuit épouvantable, je ne constatai même plus de pression positive, l'azote même était aspiré par le vide pleural, je pus mettre 500 cm cubes sans difficulté. La bulle primitive avait été bridée par des adhérences qui sous l'influence de la pression constante du gaz s'était répandue sur toute la surface pulmonaire. La compression complète du poumon devint possible chez cette malade.

Quant aux *adhérences charnues* elles ne peuvent se rompre sous l'influence de la pression gazeuse. Dans les cas où on pousserait trop loin cette dernière, on risquerait de déchirer le parenchyme pulmonaire, ce qui déterminerait une hémorragie première et secondairement une pleurésie purulente ou même putride, mortelle. Ces adhérences vous pouvez les tâter jusqu'à 20 cm. d'eau ; n'allez pas au delà. Si elles résistent, il faudra vous résoudre à vous contenter d'une compression incomplète. L'antisepsie sera ici d'une utilié de premier ordre.

2° *Bilatéralité des lésions.* — La piésithérapie immobilise un poumon, l'exclut du champ de l'hématose. Il convient donc, logiquement, que l'autre doive être en parfait état. Or, que se passe-t-il souvent? Dès la deuxième période de la tuberculose, à l'auscultation, l'oreille perçoit des deux côtés des lésions. Le côté le moins malade fait entendre des bruits morbides ; c'est là un fait très net. Cela autorise à penser que les deux poumons sont atteints. C'est possible, mais non certain. .

En effet, il faut tenir compte des erreurs de la méthode d'auscultation. Il est actuellement démontré que, par ce procédé banal, il est impossible de situer en bonne place les lésions quelles qu'elles soient; la radioscopie et la chirurgie nous montrent quotidiennement ces erreurs de localisations. Or, il arrive assez fréquemment qu'à la suite de la compression complète d'un poumon on ne perçoive plus les râles pulmonaires reconnus et situés dans le poumon qu'on n'a pas comprimé. Que sont-ils devenus? Assurément les lésions n'ont pas disparu; le poumon a pris une action supplémentaire, il accuse une respiration plus complète, il serait juste que les bruits morbides s'accusent proportionnellement, et pourtant ils ont disparu. C'est qu'ils n'étaient qu'un phénomène de propagation et qu'ils ont donné à l'oreille des illusions de localisation. Ils n'existaient pas réellement. Je ne vais pas jusqu'à dire avec quelques auteurs que dans de pareils cas le poumon non comprimé guérit par collapsus de l'autre, mais je crois pouvoir avancer qu'il n'était pas ou qu'il était peu atteint.

Sans doute, ces réflexions ne sont pas toujours exactes, malheureusement. Il est, en effet, bien des cas où les deux poumons sont atteints. Dans de pareilles circonstances il vaut mieux s'abstenir car on risquerait fort d'activer la marche de la maladie et de donner lieu à des phénomènes de dyspnée grave et d'asphyxie.

Peut-être viendra-t-il un temps où l'on pourra comprimer alternativement, et à un degré encore à déterminer, les deux poumons pour les cicatriser l'un après l'autre ou même tous deux en même temps. Nos essais faits avec un gaz antiseptisé au goménol nous font plus qu'entrevoir une solution possible.

3° *Emphysème pulmonaire*. — L'emphysème pulmonaire est une contre-indication nette à la piésithérapie. En effet, dans cette affection, la surface d'hématose est très réduite, il est impossible à un poumon d'assurer la suppléance de l'autre poumon comprimé. Des phénomènes d'asphyxie pourraient en être la conséquence parfois mortelle.

4° *Perméabilité de la plèvre*. — Dans trois de mes observations je retrouve ce fait. Les injections de gaz eurent lieu pendant neuf, onze, douze jours consécutifs et furent reprises, après repos, une ou plusieurs fois, en semblables séries. A chaque insufflation j'envoyai de 750 à 1500 cm. cubes d'azote. Dix heures après, la radioscopie n'accusait aucune bulle gazeuse persistante. J'avais affaire là à des sujets dont la plèvre était, pour une cause inconnue, d'une perméabilité excessive. Ils ont cependant grandement bénéficié de la piésithérapie; en effet, en leur insufflant de l'azote antiseptisé, je provoquais, au travers du parenchyme pulmonaire, un courant antiseptique rétrograde des plus efficaces. L'analyse des crachats m'a confirmé l'utilité des injections antiseptiques en pareil cas.

5° *Indiscipline du malade*. — C'est là une contre-indication morale très importante. Il faut savoir que pour tirer un bon résultat de la piésithérapie il est nécessaire de pouvoir disposer constamment du malade, et cela pendant de longs mois. Si donc, on prévoit qu'il sera impossible d'avoir le tuberculeux à sa disposition tous les jours, au moins pendant plusieurs mois, il est inutile d'entreprendre la cure.

Toute *maladie intercurrente* grave doit faire rejeter la piésithérapie, absolument comme s'il s'agissait d'une opération importante. Pour bien supporter la compression, surtout à son début, l'organisme doit être aussi sain que possible. Pas de piésithérapie chez les tuberculeux atteints de diabète, d'albuminurie, d'entérite grave, d'alcoolisme, etc. Naturellement on ne comprimera pas un cachectique. *(Gazette des Hôpitaux, 1912).*

RÉSULTATS

Les résultats *immédiats* sont assez souvent extrêmement favorables : La fièvre baisse en général après deux ou trois semaines de traitement; les urines s'éclaircissent ; la toux devient plus rare mais aussi plus quotidienne; l'expectoration diminue dès les premiers jours, les crachats de verts et lourds qu'ils étaient deviennent blancs et spumeux — mais le malade continue à maigrir pendant quelques semaines, tandis que l'appétit reste stationnaire. Peu à peu les résultats s'accusent meilleurs, le malade accommode son poumon sain à respirer, l'appétit renaît, les forces reviennent, le malade a doublé le « cap des tempêtes. »

Voici en quelques mots, maintenant, mes résultats éloignés :

J'ai actuellement soigné ou en traitement un peu plus de soixante malades. Tous ont été pris très bas — quelques-uns même cachectiques — car je voulais me faire une opinion personnelle. Mais si vous le voulez bien, je ne vous donnerai ma statistique que jusqu'au 1er novembre, arrêtée il y a trois mois. Elle porte sur quarante-trois malades :

Décès. (Aucun n'est dû au traitement même), 6.

Résultats nuls. (J'entends ainsi les adhérents indécollables, et les malades restés stationnaires), 4.

Résultats favorables. (Sous ce nom je classe les malades qui ont repris leur vie première, qui ont vu cesser ou presque leur expectoration, mais qui conservent à l'auscultation des foyers, souvent éteints. Ce sont en général des pneumothorax incomplets), 19.

Résultats excellents, 14. Dans ces cas, je place les malades porteurs de pneumothorax qui vont et viennent, n'ayant plus d'expectoration bacillifère, ne toussant presque plus et présentant à l'auscultation soit une absence complète de murmure vésiculaire, soit quelques simples froissements pleuraux.

Ces chiffres portent sur des malades vus et suivis presque tous par des confrères.

* *

Telle est, Messieurs, la piésithérapie antiseptique. En présence de tous ces faits, il y a lieu, je crois, de l'appliquer. Ce n'est pas parce que une méthode n'a pas donné que des succès qu'il faille la rejeter à jamais. La tuberculose pulmonaire tue et tue bien souvent ceux qui en sont atteints. On doit donc avoir recours à une thérapeutique active.

C'est le procédé de choix de guérison de la plupart des tuberculoses pulmonaires, au même titre que le repos est le procédé unique de guérison des tuberculoses osseuses et articulaires. Il faut avoir le courage de ne pas y penser trop tard, car la chirurgie pas plus que la médecine n'a la prétention de ressusciter les moribonds.

En résumé, la piésithérapie est une méthode chirurgicale, elle est, à ce titre, le prolongement indiqué de la médication interne souvent insuffisante.

En terminant, permettez-moi, Messieurs, de vous remercier de votre très complaisant accueil. J'en ai certainement presque abusé, je vous en demande pardon.

Inutile de vous ajouter qu'il me sera très agréable de répondre ici à toute objection et à toute demande de renseignements complémentaires.

9 782019 239923